NOTE

SUR L'ACTION

GÉNÉRALE, ÉLECTIVE ET THÉRAPEUTIQUE

DES

EAUX MINÉRALES DE BONDONNEAU

ANCIENS THERMES ROMAINS A MONTÉLIMAR (DRÔME)

PAR

A. ESPANET

EXTRAIT DU JOURNAL DE LA SOCIÉTÉ GALLICANE DE MÉDECINE HOMŒOPATHIQUE

PARIS

IMPRIMERIE DE SIMON RAÇON ET COMPAGNIE

RUE D'ERFURTH, 1

1859

NOTE SUR L'ACTION

DES EAUX MINÉRALES DE BONDONNEAU

---

§ 1er. Exposition.

Bondonneau est le nom moderne d'eaux minérales que l'on appelait *Saintes-Fontaines* dans le siècle dernier. Ces eaux étaient fort connues des Romains. Les thermes qu'ils y avaient construits, sur la voie Domitienne, étaient aussi étendus que magnifiques. L'établissement moderne domine la vallée du Rhône et se trouve tout auprès de Montélimar et de la voie ferrée.

Ces eaux, abandonnées pendant de longues années au peuple, conservateur de la tradition, nous sont parvenues avec une telle réputation d'efficacité, que plus d'une fois la science, de nos jours, recula devant leur emploi thérapeutique, croyant à l'exagération.

Le désir de faire une étude pathogénétique d'eaux minérales nous porta, dès le commencement de notre séjour à Montélimar, à nous occuper de celles-ci. Les résultats de nos observations, durant cinq années, dépassèrent les espérances que nous avait fait concevoir la voix confuse de la renommée.

Le moyen le plus direct et le plus sûr de juger ces eaux était de les soumettre à l'expérimentation sur l'homme sain. Nous y étions encore convié par leur analyse, due à M. Ossian-Henry, et présentée à l'Académie impériale de médecine (le 7 août 1855) dans un rapport qui mérita l'approbation du corps savant.

Voici cette analyse :

Pour un litre.

Acide sulfhydrique libre, indiqué, mais très-sensible à la source		
Acide carbonique libre.	2/3 du volume d'eau.	
		grammes.
Bicarbonate de chaux..		
Id. de magnésie.	. . . .	0,350
Id. de soude.	0,006	
Sel de potasse.	sensible.	
Sulfates supposés anhydres, de soude. . . / de chaux. . . / de magnésie..	. .	0,045
Chlorure de sodium.	0,030	
Iodure et bromure alcalins.	0,008	
Principe arsenical arséniate..	indiqué.	
Sesquioxyde de fer avec manganèse.	0,002	
Silice et alumine.	0,128	
Phosphate terreux.	indiqué.	
Matière organique azotée..	indéterm.	

Une composition aussi riche et une telle réunion d'éléments promettaient beaucoup. La clinique répondit à ces promesses; elle contrôla aussi et confirma les espérances mieux fondées qu'avait fait naître l'expérimentation. Nous considérons dans ces eaux un seul et même médicament formé par la nature elle-même, une eau minérale agissant par son entier et non par ses parties isolées. C'est dans cette pensée que nous avons expérimenté l'eau de Bondonneau.

La physiologie étant la base de la pathologie, il s'ensuit que la connaissance de l'action des médicaments chez l'homme sain est la base de la thérapeutique. Nous allons donc faire connaître les résultats de notre expérimentation, sous ce double rapport, chez l'homme sain et chez l'homme malade.

Nous avons nous-même pris de ces eaux chaque année, de 1853 à 1858, et même plusieurs fois en une année. Nous les avons aussi données à plus de vingt personnes d'âge et de sexe différents. Enfin, nous les avons administrées à un grand nombre de malades.

Parmi la multitude de symptômes recueillis chez tous ces expérimentateurs, plusieurs se sont montrés chez un bon nombre de personnes, et nous n'en avons fait mention qu'une seule fois en les réduisant à leur expression la plus naturelle. Nous avons ensuite élagué tous ceux qui n'ont été observés que chez une seule personne ou qui n'ont pas été bien constatés. Et, pour suppléer aux symptômes capables de révéler l'action profonde de ces eaux et leur influence sur les fonctions nutritives et sur les tissus, nous avons emprunté la plupart d'entre eux aux cas de guérison et aux effets ressentis par les malades en traitement. Voici comment nous distinguons chacune de ces catégories de symptômes.

1° Ceux qui n'ont été observés que chez des personnes saines ne sont marqués d'aucun signe.

2° Ceux qui ont été observés chez ces personnes et aussi chez des malades qui en ont été guéris, sont suivis d'un astérisque *.

3° Ceux que l'on n'a observés que chez les malades, par la guérison, sont désignés par une M. (symptôme morbide.)

§ 2. Symptômes observés.

Tête. 1. Léger vertige parfois suivi d'obnubilation, dans les premiers jours.

Vertiges avec chaleur à la tête, le soir. ˙.

Tête lourde, pesante, embarrassée et mauvaise humeur.

La tête semble trop pleine, il y a des pulsations internes, à la base du crâne, le soir, presque tout le temps.

5. Sensation de constriction au front et irrascibilité.

En remuant la tête on éprouve des douleurs de meurtrissure intérieure et des vertiges, au commencement.

Chaleurs qui montent à la tête par bouffées, avec mélange de frissons, au commencement. ˙.

Battement dans la tête, et picotements à la gorge.

Élancements dans les orbites et dans la tête, avec frissons le soir.

10. Céphalalgie compressive. Ces trois derniers symptômes ont été observés même après avoir cessé l'usage des eaux.

Tiraillements et démangeaisons au cuir chevelu.

Boutons tuberculeux incolores, sensibles, qui se succèdent durant plusieurs jours sur le cuir chevelu, après six semaines.

Croûtes de favus muqueux dispersées sur la tête, avec rougeur des paupières. M.

Tiraillement douloureux dans le sourcil. ˙.

Visage. 15. Petite douleur lancinante, avec chaleur, aux tempes.

Gonflement des veines temporales et des mains avec battement et sans rougeur, après quinze jours.

Battement à la racine du nez et rougeur de celui-ci, après deux semaines.

Rougeur des pommettes. *.

Teint pâle et changeant, vers la fin.

20. Teint jaunâtre, après quinze jours. *.

Aspect cachectique. M.

Peau de la face blème et boursouflée. M.

Démangeaison aux ailes du nez et aux yeux, suivie de rougeurs et de très-petits boutons, après un mois.

Rugosité de la peau de la figure. M.

25. Petits boutons rouges et pointus à la figure, après six semaines.

Boutons d'acné douloureux au front. *.

Dartre croûteuse à la face. M.

Plaques furfuracées par toute la figure, et abondantes pellicules au cuir chevelu. M.

YEUX. Tiraillement dans les paupières à plusieurs reprises; on les ouvre difficilement, dans la première quinzaine.

30. Les paupières semblent tendues et gonflées, surtout le matin.

Rougeur de la conjonctive sans douleur, après trois semaines.

Larmoiement et agglutination des paupières, le matin. *.

Prurit aux paupières et sensibilité des yeux à la lumière, au bout d'un mois.

Orgelets qui se succèdent pendant un mois après les eaux.

35. Inflammation chronique de la conjonctive et du bord libre des paupières. M.

Coloration jaune de l'albuginée, et pâleur de la conjonctive et des muqueuses du palais et des lèvres, après cinq semaines.

Sensation de compression du globe de l'œil, dans la première semaine.

Gonflement rouge, indolore, des points lacrymaux chez un vieillard.

Les yeux pleurent abondamment comme dans le coryza, et le mucus nasal coule en plus grande quantité. *.

40. Bluettes dans le champ de la vision, chez un sujet travaillé d'une obstruction du foie, dans la première quinzaine.

Nubécules qui vont jusqu'à obscurcir les objets que l'on regarde. *.

Oreilles. Tintement aux oreilles dans le commencement, et chez un hydropique. M.

Sensation de plénitude dans les oreilles, avec dysécie.

Chaleur et battement dans les oreilles, au début.

45. Démangeaison et pellicules dans le conduit auditif. M.

Un cérumen blanchâtre abondant, muqueux, cesse de couler chez une jeune personne. M.

Écoulement d'un mucus plus clair et plus abondant, après trois semaines.

Sécheresse avec chaleur dans les oreilles, au début.

Nez. Sécheresse du nez avec picotement.

50. Abondance du mucus nasal. *.

Une dartre furfuracée du nez s'étend au pavillon des oreilles, et il s'y fait un suintement au pli de derrière qui cesse avec la dartre, après quinze jours d'existence et six semaines des eaux.

Le matin, plusieurs fois léger écoulement d'un sang noir par le nez, après quinze jours.

Enchifrènement répété et de peu de durée chaque fois.

La moindre impression de l'air extérieur occasionne un coryza. *.

55. Enchifrènement chronique chez un goutteux.

Bouche. Gerçure aux lèvres comme en hiver, à la fin des eaux.

Lèvres sèches et rouges, avec des pellicules. *.
Lèvres gonflées, livides, surtout l'inférieure. M.
Bouche sèche sans soif, contre l'habitude.

60. Salive abondante, après un mois,
Sensation de chaleur et de gonflement dans la bouche, après une reprise des eaux.

Léger gonflement des gencives. *. Elles saignent facilement. M.

Dents sales et déchaussées, avec de petites ulcérations aux gencives.

Grincement des dents la nuit, à la fin de la saison.

65. Les dents semblent trop longues (plusieurs molaires) et elles sont douloureuses chaque soir.

Langue sale et blanchâtre, large. M.
Langue pointillée de rouge sur un fond blanchâtre.
Langue pointue, jaunâtre, mais rouge vif à la pointe.
Sécheresse de la gorge.

Larynx, gorge. 70. Chaleur avec picotement et élancements dans les amygdales, les premiers jours.

Renâclement continuel comme s'il y avait un corps étranger dans le larynx.

Enrouement de peu de durée, à plusieurs reprises, vers la fin.

Le fond de la gorge est rouge vif.

Rougeur foncée du fond de la gorge. M.

75. Embarras comme par engorgement des amygdales, après trois semaines.

Douleur d'excoriation au fond de la gorge. *.

Ulcérations dans la gorge. M.

Aphonie presque complète. M.

Chute de la luette qui est engorgée. M.

80. Goître. M.

Appétit. Soif les premiers jours, son absence est complète par la suite.

Sentiment de plénitude qui ôte l'appétit, au commencement.

Faim vive et soutenue, pendant et après les eaux.

Goût amer le matin, après trois semaines. *.

85. Bouche pâteuse, avec des aigreurs, à la fin.

Estomac. Cessation de rapports qui avaient un goût d'œufs pourris, vers la fin. M.

Renvois muqueux, fades, après les eaux.

Glaires qui semblent remonter de l'estomac. *.

Vomituritions glaireuses, surtout à jeun. M.

90. Pulsations épigastriques. M.

Sensation de froid dans l'estomac. M.

Sensation de plénitude à l'estomac, après un mois. *.

Sensation de vacuité étant debout ou agissant, avec besoin de prendre des aliments, allant jusqu'à la défaillance. M.

Chaleur ardente avec malaise à l'estomac après les repas, au bout de deux semaines.

95. Gonflement épigastrique, et avec chaleur habituelle.

Douleur chaude à l'épigastre, comme par un vent. Elle change de place, se fixe souvent aux hypocondres, vers la fin.

L'estomac ne peut supporter de nourriture sans la vomir ; souvent elle s'arrête dans la bouche, qui la rumine. M.

Gargouillements de liquides dans l'estomac étant couché, le soir, à la fin.

Sensibilité de l'épigastre et des hypocondres au toucher, après la première semaine.

VENTRE. 100. Ballonnement du ventre.

Tension et chaleur du ventre, vers la fin.

Gonflement et chaleur des hypocondres, et surtout à la région du foie. *.

Engorgement du foie. M.

Douleurs lancinantes çà et là dans le ventre.

105. Vents fréquents ; borborygmes étant à jeun. *.

Sensation de pesanteur dans le ventre.

Coliques suivies d'une selle diarrhéique avec ténesme, après les premiers jours.

Selles diarrhéiques presque involontaires. *.

Selles dures, marronnées et d'un vert foncé, après un mois.

110. Selles jaunes, puis vertes, chez un sujet qui avait eu la jaunisse.

Les selles deviennent plus faciles et plus régulières vers la fin.

Selles aqueuses et muqueuses au début.

Diarrhée bilieuse avec irritation et soif. M.

Selles rares, difficiles, au commencement, chez un sujet cachectique, et qui digérait mal auparavant.

Anus. 115. Prurit à l'anus, après quinze jours.

Sueur abondante au périnée, après la saison.

Bourrelet muqueux sortant, après chaque selle, chez un enfant travaillé des vers. Ce symptôme, après une semaine de durée, disparut sans retour.

Chaleur et picotement à l'anus, après un mois.

Parties génito-urinaires. Picotement dans l'urètre.

120. Suintement muqueux au prépuce, avec prurit.

La membrane du gland est rouge foncé et comme excoriée. M.

Urines rougeâtres, à odeur forte, dans le commencement.

Cuisson dans l'urètre en urinant. *.

Un ancien écoulement reparaît jusqu'à la fin de la saison.

125. Les urines sont très-abondantes et claires, dans le commencement.

Urines fréquentes et abondantes, elles se troublent dans le vase, après un mois.

Sensation de pesanteur et de chaleur dans la région vésicale, avec dysurie. *.

Douleurs dans les reins, irradiant vers la vessie après chaque repas.

Érection plus fréquente, le matin.

130. État d'impuissance habituel, sans penchant au coït. M.

Pertes séminales (peut-être simplement prostatiques) diurnes et nocturnes. M.

Les règles, ordinairement régulières, sont retardées d'une semaine, après quinze jours.

Règles en avance chez une jeune personne très-lymphatique.

Les règles, jusque-là en retard, viennent plus tôt, sont plus abondantes. *.

135. Les règles, supprimées depuis cinq mois, reviennent à l'ordinaire.

Le flux menstruel s'établit pour la première fois, après trois semaines.

Chaleur sèche au vagin, dans la première quinzaine.

Prurit très-incommode, ancien, accompagné de suintement. M.

Leucorrhée sero-muqueuse continue sans chaleur. M.

140. Écoulement muqueux ou séreux, après trois semaines.

Engorgement du col utérin, avec abaissement et leucorrhée. M.

Poitrine. Petite toux sèche chez un sujet souffrant d'une gastrite.

Bronchite ancienne avec expectoration muqueuse abondante. M.

Toux sèche, irritation, avec céphalalgie, au début.

145. Toux avec enrouement, toux catarrhale. *.

Toux incessante, sèche, avec oppression, chez un vieillard. M.

Toux facile avec crachats muco-purulents. M.

Sensation de chaleur, de plénitude et comme d'un poids sur la poitrine, vers la fin.

Malaise précordial, avec chaleur par bouffées. *.

150. Oppression habituelle, avec sensation d'ardeur sous le sternum, après les premiers jours.

Accès d'oppression spasmodique avec hoquet.

Expectoration avec stries sanguinolentes dans une bronchite chronique.

Douleur à la partie inférieure droite de la poitrine, comme un point.

Palpitations, les premiers jours.

155. Mouvements tumultueux du cœur après les repas, au bout de trois semaines.

Sensation de tension et de plénitude à la région du cœur, après un mois.

Cou, TRONC. Tiraillements et roideurs dans les muscles du cou.

Sensibilité et gonflement des ganglions du cou. *.

Inflammation des ganglions sous-maxillaires. M.

160. Ulcère scrofuleux superficiel à la partie latérale gauche du cou, près de la clavicule. M.

Légère douleur au dos; elle change facilement de place.

Douleur compressive aux lombes, à la fin.

Sensibilité extrême, presque sans tuméfaction, des ganglions de l'aisselle. Il existait une glande indurée au sein, laquelle persista.

Petits élancements et chaleur à la région des reins, après un mois.

MEMBRES. 165. Douleurs compressives, le soir, dans diverses articulations, avec sensibilité. *.

Pesanteur des membres et difficulté des mouvements, après la saison.

Douleurs, au lit, dans les os longs des membres inférieurs.

Inquiétude dans les membres et besoin de les agiter, surtout au lit. *.

Chaleur constante à la paume des mains.

170. Douleur sourde et profonde à la partie interne des cuisses, à la fin.

Sensibilité et roideur du gros orteil. *.

Sueur fétide des pieds. M.

Roideur et sensibilité des articulations des doigts.

Dartre squammeuse sur le cou-de-pied. M.

175. Gonflement articulaire chronique du coude. M.

OEdème des pieds. M.

Engelures avec prurit. *.

Roideur du cou-de-pied, avec gonflement, suite d'une entorse. M.

Sommeil. Rêves qui interrompent le sommeil, au début.

180. Bâillements fréquents, avec frissons, après quinze jours.

Sommeil léger, fréquemment interrompu, contre l'habitude.

Somnolence durant le jour, après quatre semaines.

Assoupissement après les repas. M.

Insomnie habituelle, avec soubresauts dès que le sommeil commence.

Moral. 185. Irritabilité, mauvaise humeur, dès les premiers temps.

Ennui et difficulté à s'appliquer. *.

Apathie, indifférence profonde. M.

Idées noires, préoccupations pénibles.

Hypocondrie. M.

Fièvre. 190. Frissonnement qui parcourt tout le corps, au commencement.

Sensation de froid extérieur, avec frissons passagers suivis de chaleur et de picotements à la peau.

Une chaleur picotante envahit la peau chaque soir et produit une sensation de gonflement. *.

Chaleur interne avec bouffées de chaleur dans la poitrine, après la saison.

Sueurs faciles, dès le commencement.

195. Accès irréguliers de fièvre intermittente opiniâtre longtemps traitée. M.

Sueur fébrile, le soir. *.

Généralités. Augmentation de la sensibilité de toute la surface cutanée, dans la première quinzaine.

Marbrures à la peau, comme s'il faisait froid.

Sécheresse à la peau, qui est blafarde et flétrie. M.

200. La peau est jaunâtre, un peu boursouflée. M.

Éruption générale de taches furfuracées, après le cinquième jour et le cinquième bain ; cette éruption persiste jusqu'à une semaine après les eaux.

Prurit général, surtout aux parties les plus musculeuses des membres.

Dartre squammeuse ancienne sur les cuisses. M.

Aphthes à la bouche et à la vulve. M.

205. Rhagades à la peau et entre les doigts. M.

Le moindre exercice détermine une sueur abondante, à la fin.

Espèce d'éruption ortiée très-pruriteuse qui se répète

chez la même personne après chaque interruption des eaux.

Agacement nerveux et agilité plus grande des membres, après une semaine.

Grande faiblesse musculaire, avec antipathie pour le mouvement. M.

210. Accablement énorme, avec douleurs de tiraillement dès qu'on se met en mouvement. M.

Éruption de furoncles très-douloureux, et qui se succèdent pendant cinq semaines.

Éruption de boutons gros, rouges et très-sensibles, çà et là, après la première semaine.

Sueur abondante et fétide aux aisselles. M.

Les veines sont plus saillantes aux membres, après la saison.

215. Ulcères anciens, de nature scrofuleuse, au sommet du thorax. M.

Ulcères dont l'abondante suppuration cesse durant les eaux, et longtemps après avec amélioration générale de la santé.

Une fistule du tibia, suppurant beaucoup, cesse de suppurer.

Ulcères atoniques et blafards. M.

Accidents divers de syphilis ancienne.

220. Cachexies, suite de traitements antisyphilitiques et fébrifuges.

221. Convalescences qui avaient laissé les sujets dans des états de cachexie opiniâtre.

Cette énumération des symptômes acquis à la thérapeutique de Boudonneau est loin d'être complète assurément, et les expérimentations ultérieures, non moins que les nouvelles guérisons, viendront leur en adjoindre un grand nombre. Mais, dès aujourd'hui, nous possédons la sphère d'action de ces eaux, et nous connaissons leurs propriétés électives. Nous allons essayer de nous en rendre compte.

§ 5. APPRÉCIATION DES SYMPTOMES ET APPLICATIONS THÉRAPEUTIQUES.

Nous établissons trois grandes divisions parmi les symptômes que nous possédons sur l'action de ces eaux.

Dans la première se classent tous les symptômes qui expriment l'orgasme sanguin, l'excitation du système circulatoire, avec chaleur et quelquefois gonflement et rougeur. Ces symptômes constituent l'action générale des eaux; ils appartiennent aux premiers temps de l'expérimentation chez les personnes en santé, ou à l'époque de la guérison chez quelques malades. Ils devancent tout effet spécial et l'action élective des eaux. Ils s'accompagnent ordinairement d'une sensation de plénitude dans les cavités splanchniques; et cette sensation, autant que l'orgasme sanguin nécessite la diminution des doses. La surexcitation est souvent générale, et se borne à un sentiment plus vif de l'existence, à plus d'activité, plus d'agilité, plus de chaleur, plus de vivacité d'esprit, plus d'appétit et des digestions plus faciles. Il s'y joint parfois plus d'irritabilité morale et certaines irritations à la peau ou aux muqueuses.

Nous devons ranger encore parmi les phénomènes caractéristiques de l'action générale des eaux de Bondonneau les effets perturbateurs et éliminateurs dus à de trop fortes doses. C'est ainsi qu'on les voit provoquer la sueur, les urines, des selles plus abondantes, plus fréquentes. Ces effets ont été quelquefois recherchés, et c'est à eux principalement que ces eaux devaient leur antique réputation de laxatif, de sudorifique, de diurétique, de désobstruant.

Dans la seconde division, nous rangeons tous les symptômes qui caractérisent l'action élective de ces eaux. Cette action se produit par des doses modérées, souvent très-petites, et après un temps suffisant pour leur permettre de pénétrer l'organisme et de solliciter sa réaction ou sa sensibilité. Elle se dessine de plus en plus à mesure que les phénomènes de l'action générale se dissipent, ou qu'ils se bornent à une simple excitation très-favorable aux personnes faibles ou lymphatiques. L'activité de ces eaux porte sur les appareils des systèmes veineux et lymphatique, et par eux sur la vie végétative ou nutritive. D'où vient que le caractère fondamental de leurs propriétés, c'est l'amendement de l'hématose, la reconstitution du globule sanguin, chez les sujets travaillés d'une dyscrasie veineuse ou lymphatique. Et c'est cette dyscrasie qu'expriment tous les symptômes fixes de la pathogénésie de ces eaux avec une électivité remarquable sur tous les organes et sur toutes les parties d'organes, sur tous les tissus dévolus au sang veineux, à la lymphe, au chyle ou plus abondamment pourvus de leurs vaisseaux ; électivité qui se porte comme une conséquence nécessaire sur les surfaces exhalantes et absorbantes, et sur tout l'ensemble de la vie nutritive.

La troisième division des symptômes relatés comprend tous ceux qui attestent une modification salutaire d'un état morbide en rapport avec les propriétés de ces eaux. Tous expriment donc une diathèse veineuse ou lymphatique, des irritations spéciales des systèmes cutané et muqueux, des affections subirritatives des appareils de la vie végétative et des glandes, des névralgies et des névroses asthéniques consécutives aux diverses dyscrasies et cachexies du ressort de ces eaux.

Aussi leur devons-nous déjà la guérison de la scrofule sous toutes ses formes, de l'anémie et hydrohémie, suites d'une mauvaise nutrition, d'obstructions viscérales et d'un état lymphatique ou veineux exagéré. Nous leur devons la cure de certaines chloroses, de dysménorrhées et aménorrhées de même nature ; des stagnations veineuses ; des obstructions du foie, de la rate et d'autres viscères ; de certains engouements du poumon, de quelques affections séreuses et œdémateuses ; de plusieurs cas de diathèses goutteuse, rhumatoïde et calculeuse ; de l'herpes muqueux, de catarrhes pulmonaire, gastrique ou vésical chroniques ; d'affections phlegmorrhagiques et asthmatoïdes, d'état ou de disposition vermineuse, d'accidents de syphilis tertiaire et dégénérée ; de cachexies dues à des doses exagérées de mercure et de sels quiniques ; de convalescences difficiles, etc.

Dans tous les cas de ce genre où l'on remarque un ensemble de phénomènes semblables à ceux que nous avons signalés plus haut, et décelant l'action élective des eaux de Bondonneau, ces mêmes eaux doivent être prescrites avec la plus grande somme de certitude, et toutes les chances de réussite que possède la science. Ces eaux ne jouissent pas d'une moindre efficacité dans les cas de cachexies ou de simples diathèses sans affections locales bien prononcées, lorsque l'état général représente assez bien celui qui résulte de l'ensemble des symptômes dus à l'action prolongée des eaux, c'est-à-dire à leur influence sur la vie végétative, sur la nutrition, sur les liquides et les solides.

La constitution lymphatique de l'enfant et de la femme est le mieux en rapport avec les eaux de Bondonneau et représente leur état diathésique. Pour des raisons contraires, il en est de même de la constitution veineuse de l'adulte épuisé et du vieillard dont les matériaux de décomposition surabondent dans le sang veineux. Entre ce terme et celui d'un excès de sucs lymphatiques chez l'enfant, il y a une foule d'états intermédiaires, de diathèses, d'altérations des humeurs qui guérissent fort bien à Bondonneau.

§ 4. Indications. — Doses. — Administration.

Ainsi donc le succès des eaux de Bondonneau dépend de leur adaptation à des cas morbides par voie de similitude de leurs diathèses et de leurs symptômes respectifs. Mais il dépend encore de la dose et du mode d'administration.

L'expérimentation n'ayant pas été poussée jusqu'à la

production des symptômes les plus graves, la clinique a dû suppléer à leur absence. Il a donc fallu tâtonner, d'abord, pour l'emploi thérapeutique des eaux de Bondonneau; puis supposer, d'après les symptômes observés dans l'expérimentation, les effets extrêmes de ces eaux. Bientôt les symptômes physiologiques et thérapeutiques réunis nous ont conduit à des indications précises que l'expérience a justifiées.

Partir de l'usage des eaux, dans les maladies, pour en connaître les propriétés, est la méthode ordinaire; méthode incomplète et infidèle quand elle est privée de l'appui de l'expérimentation chez les personnes en santé. Cette méthode pourtant nous a permis de compléter cette expérimentation. Le tableau pathogénétique qui en résulte peut désormais fixer les incertitudes sur le choix des eaux de Bondonneau pour les cas morbides, et fournir des indications plus exactes pour leur emploi. En cela, nous croyons avoir fait une œuvre utile qui manque à la plupart des eaux minérales où se rendent tant de malades incertains de leur appropriation à leur état. C'est un résumé qui complète notre *Thérapeutique des eaux de Bondonneau*, ouvrage accepté par la Société de ces eaux.

Mieux ces eaux sont adaptées à la maladie d'après les principes émis, plus les doses doivent être faibles. C'est la raison pour laquelle nous avons pu, au grand étonnement de quelques personnes, obtenir des guérisons avec un verre, un demi-verre par jour, en mêlant l'eau minérale à du lait ou à l'eau ordinaire. Ces doses faibles ont encore l'avantage de guérir sans provoquer de symptômes d'irritation ni aucun de ces phénomènes généraux qui fatiguent quelques malades et retardent souvent la guérison.

Il est cependant des cas où ces eaux doivent être administrées sous toutes les formes : en bains, en vapeur, en boisson à fortes doses, alors surtout que la faculté de réaction est trop faible.

Quoi qu'il en soit, la question des doses ne peut être résolue que par le médecin pour chacun des malades qui le consulte. Nous n'avons donc pas à insister sur ce point. Mais nous terminerons en prémunissant les malades contre l'illusion qui les porte à croire qu'ils doivent guérir d'autant plus vite qu'ils s'administrent les eaux en plus grande quantité. On ne guérit plus vite et mieux que par une appropriation exacte de ces eaux à la maladie, et par les doses convenables au cas qui les réclame, à l'âge, au tempérament de la personne.

A. Espanet.

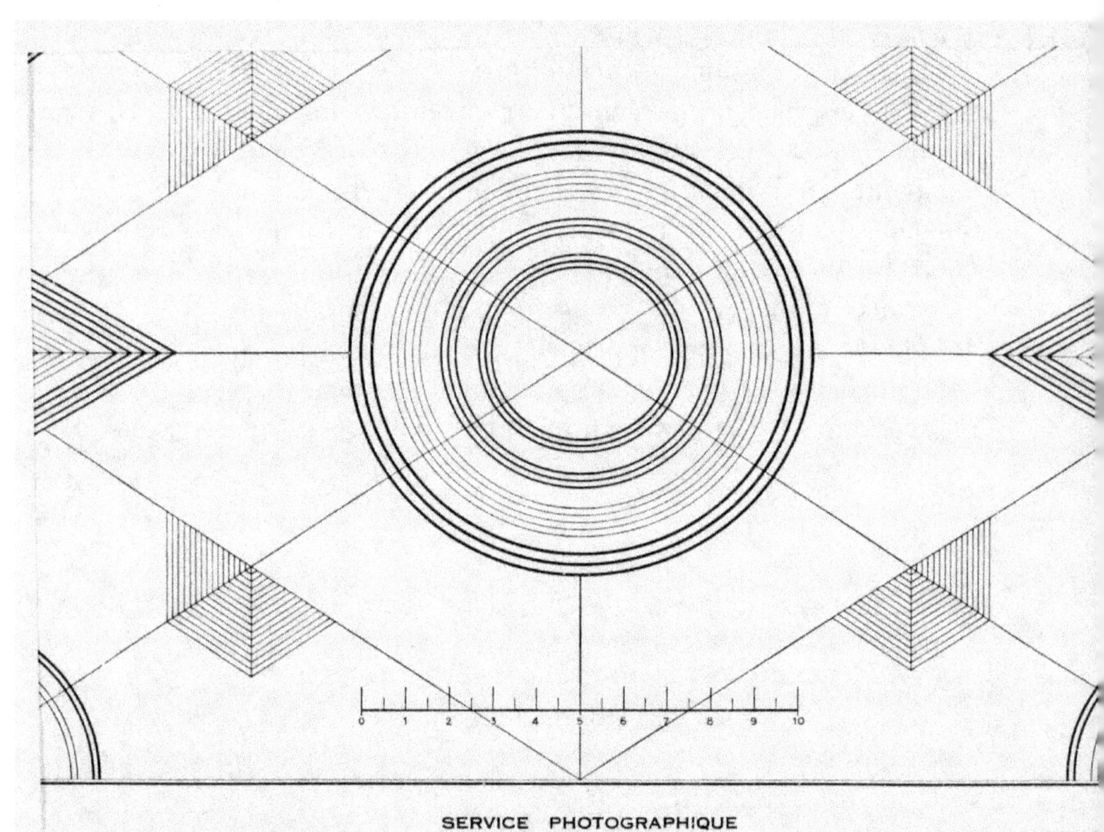

0 1 2 3 4 5 6 7 8 9 10
SERVICE PHOTOGRAPHIQUE